はじめに ………………………………… 3

強い思い ………………………………… 6
味覚は良くも悪くもなる ……………… 8
塩味と甘味の限界点 …………………… 10
自分の味覚レベルを知る ……………… 11
    準備　基本　　　　　　　15
    調整　記憶と範囲　　　　16
    練習　複数の味と比較　　18
味の基準と味覚レベル ………………… 20
味に関連する要因 ……………………… 22
衛生面 …………………………………… 24
料理を作る人、運ぶ人、食べる人 …… 25
居酒屋の味噌汁 ………………………… 26
回転寿司編 ……………………………… 28
病院食編　おかず抜きの罰かも ……… 30
香りのある蕎麦 ………………………… 32
コーヒーと茶菓子 ……………………… 34
一汁一菜 ………………………………… 36

あとがき ………………………………… 39

はじめに

「味覚は変わらないもの」と思われがちですが、何かのきっかけで変化があることは間違いありません。

　ここでは、調整によって味覚が良くなった私の経験と、多くの人の協力をもとに「味覚の多面性」を紹介したいと思います。

　味を言葉で表現することは難しいと思いますが、味覚レベルが同じぐらいの人たちが同じ物を食べたとき、その感想に共通性が現れることはよくあります。この味覚レベルの一部と世間の味覚レベルを数字で表すことにより、味覚に対して新しい見方ができると考えました。

　今、私はこう思っています。
味覚は生活習慣と密接な関係があり、時間をかけて良くも悪くもなり、味覚の範囲を調整し、時には見守り、付き合っていくものだと。そして「料理を作る人は食べる人のため、食べる人は作る人のため」に味覚を知れば、食の楽しみを増やすことができると。

　なお、この本に医学など専門的な根拠はありませんが、現実から見出した内容なので、読者の皆さまに何か共感していただけることがあると思います。

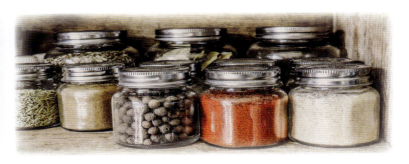

味覚の調整

味覚は良くも悪くもなる
自分の味覚レベルを知るために

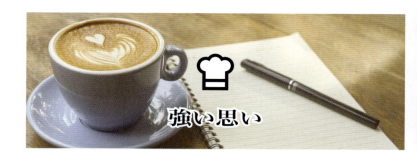

強い思い

　私は料理人ではありません。味覚を調整することに成功したのは、35歳の頃でした。

　当時の好きな食べ物は2つ、茶碗蒸しとスイカでした。好きな理由はおいしいからではなく、何となく……嫌いなものは特にありませんでした。20歳からの1人暮らしでは、外食ばかりだと高くつくので自炊もしました。同じメニューではつまらないので、何種類かは作れるようになりましたが、おいしいともおいしくないとも思いませんでした。

　そんな日々の中、テレビの料理対決を観て、"驚くほどおいしい"という感情が伝わってきました。さらに違う番組でも、いろんな人がヒット商品や行列ができる店の人気メニューなどをおいしいと言って食べ、満足しているのを観ていると、悔しいものでした。何か1つくらい食べてみたくなりました。

　しかし、それは味の解らない私には価値もないことです。1日3回の食事を、おいしいともおいしくないとも感じないで食べていたのです。

　これでいいのか？

　味が解るようになりたい。

　もし味覚が鍛えられたら……

何人かに聞いてみましたが、多くの返事は、
「生まれつきだから仕方ない」
「そんなやり方はないと思う」
「諦めるしかない」
　でした。
何か自分でできる方法はないものか？

　そして思いつきました。
好きな食べ物を食べ比べてみてはどうだろうか？
早速茶碗蒸しを２種類買って、食べ比べてみました。
しかし、解ったのは具材の違いだけでした。
　もう１つのスイカ、これは甘味と食感の違いが少し解るようでした。
　甘味が少し解るなら、塩味はどうか？
　味が解るってどういうこと？
　薄い味が解ればいいのか？
　濃い味が解ればいいのか？

　そこで、塩と砂糖が基本的調味料と仮定し、その味が解るほどよいのではないか？　と考えました。
その方法を見つけ、味覚は良くなりました。

　その前に、味覚は変わるもので、塩味、甘味の薄味の限界点は人によって違うことなどを紹介します。
　（本書の「限界点」は薄味を指す。）

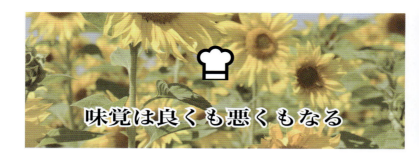

味覚は良くも悪くもなる

例1

　日中の気温は30℃超えがよくある夏、職場は気温＋5℃くらい。さらにカッパを着て作業する時間が1日8時間のうち約2時間ある。健康を保つためこまめに水分を摂る。水だけで言えば、それまでの生活習慣より毎日約1ℓ多い。もちろん汗の量も多い。

　この状況が2ヵ月以上続いた9月中頃、あることに気付いた。時々スーパーで買うのりの味が、夏までは少し塩辛いと感じていたが塩辛くなかった。不思議に思い塩味の味覚レベルを試してみると、塩1.25㎖：水650㎖だった。夏以外の味覚レベル（13頁　表1）と比べると、100㎖くらい少ない。

　10月中頃にはもとの味覚レベル6に戻っていた。

例2

　1日の水分摂取量は成人で約2ℓと言われるが、約1ℓしか摂らない50代の女性がいる。
　ある夏を境に1.5ℓくらいまで増やしたそうだ。きっかけは「味の濃い食べ物を体が受け付けにくくなってきたから」。
　始めてから2ヵ月ほどではっきり変化があったと言う。「普通に食事ができるのは健康に思える」

◎「水分摂取量の変化で味覚は変わる」と確信した。
　しかし、水分摂取量を減らして味覚を変えることは危険だと予測できる。

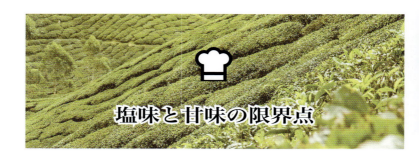

塩味と甘味の限界点

塩味

15年以上続く、中華料理店がある。この店には3人の料理人がいるが、マスターの料理だけが塩辛い。数年前までは塩辛くなかった。

他に、「醤油ドボドボ」になってしまった話も多いようだ。

いずれも原因は解らないが、次のことが考えられる。
「限界点が濃い方に変わっている？」（疑問）
「味覚は、悪い方向へスタートすると少しずつ悪くなっていく」（多面性）

甘味

6人に、材料、調味料は同じで、煮物、うどん、味噌汁、粕汁を作ってもらった。その結果、1人の煮物が少し甘いと判断された。しかし、この人の煮物以外は他の5人には真似のできないおいしさだった。

どうやら、この煮物を作った人の砂糖を使う料理は少し甘くなってしまうようだ。これはこの人の甘味の限界点が他の5人より少し濃いようだ。

この限界点を数字に表わそうとしたのが次の項目「自分の味覚レベルを知る」である。

限界点を変えることに挑んだのが調整2。（16頁）

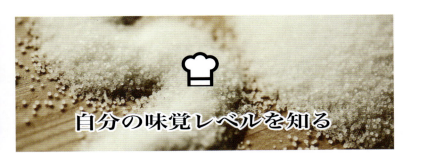

自分の味覚レベルを知る

　自分の味覚レベルを知るには、自分の限界点を知ること。まず「塩味」にチャレンジした。

　塩味には4段階ある。
　　① 濃い塩味
　　② 薄い塩味
　　③ 塩味らしくないが味はある
　　④ 水と比べても解らない
（水は50㎖単位で加え、その繰り返しで味をみるため、その量に誤差が発生するが、許容範囲と考える。）

用意するもの

- 塩：ナトリウム99％の表示があるものを使用。
- 計量スプーン：1.25㎖（小さじの4分の1）の表示があるものを使い、盛らない。

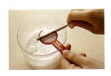

- 計量カップ：50㎖を計量できるものと、1ℓほど入る器も準備する。
- 水：水道水でもよいが、カルキ臭を感じないもの。

方　法

器に塩 1.25㎖ と水 400㎖（目安）を入れ、よくかき混ぜ味をみる。

はっきり塩味と解れば、

【※】50㎖の水を加え、かき混ぜて味をみる。

これを繰り返し、塩味を感じなくなったところでストップし、器にラップをかけて冷蔵庫に保管する。

翌日味をみて、昨日と同じなら、その水量が限界点。もし塩味を感じれば、【※】を繰り返す。

《甘味の場合》

上白糖を使用し、水は 50㎖ からスタートする。

甘味も、次の4段階がある。

① 濃い甘味　　　　② 薄い甘味
③ 甘味らしくないが味はある
④ 水と比べても解らない。

注　意

・味をみた塩水、砂糖水は飲まずに捨て、水で口をすすぐ。
・短時間に何回も味をみると、口内に味が残りやすいので、限界点近くで1日あける。

協力者の声

・最も多いのは、何回か続けて味をみると、解らなくなってしまう。
・日を変えて味をみると、同じ数字が得られた。
・1ヵ月後に試してみたら、同じ結果が出た。

協力者の表

	日程	水（m*l*）	塩味を感じたか（○、×）	塩味の段階（11頁）
塩 1.25m*l*	1/15	400	○	①
		450	○	②
		500	○	②
		550	×	③
	1/16	550	○	②
		600	×	③
	1/17	600	×	③

- 限界点は600m*l*であることが解る。
- 協力者の数字から塩味の段階③が解る人は水量600m*l*以上からだった。

限界点と味覚レベルの対応

限界点と味覚レベルを、表1のように対応づけた。

表1

塩	限界点の水量（m*l*）	味覚レベル	砂糖	限界点の水量（m*l*）	味覚レベル
	800	7		250	7
	750	6		200	6
1.25m*l*	700	5	1.25m*l*	150	5
	650	4		100	4
	600	3		50	3

（塩味と甘味の水量は違うが味覚レベルは同じ）

- 限界点を知ったことと、味覚の変化に繋がった人はいなかった。

自分の限界点を知ったところで、いよいよ味覚の調整に進む。

（塩味・甘味共に味覚レベル６以上の人は、これから紹介する調整は必要ないと考える。）

　これから行うことの内容。

【準備】基本
- 味をみることになれる。
- 他の味をすすぎ流す。
　　　　　　（前回の飲食物の味が口中に残りやすい）

【調整】記憶と範囲
- 塩味、甘味の限界点をさらに薄くすることにより、味覚を感じる範囲を広げる。

【練習】複数の味と比較
- 複数の調味料を使った味で濃淡の中間（材料と合うところ）を知る。
- どの調味料が足りないか味で探す。

【準備】基本

　通常の健康状態で行う。香りを感じ、味をみるという心構えを作る。塩水に香りはないか、水にカルキ臭などがないことを確かめながら行う。
　まず、鼻の入り口あたりをティッシュペーパーで軽く拭くことにより鼻を敏感にする。
　次に、水で口の中全体をクチュクチュすすぎ、捨てる。
　その後、水の味をみるよう心掛ける。

　ここまでの流れを<u>リセット</u>とする。
　　（後に重要ポイントと実感した）

【調整】記憶と範囲

　実行のタイミングは昼食前か夕食前がいいだろうと考えた。また味をみることに慣れるまでは勘違いしやすいので、これを防ぐため味をみる回数を考えた。

①まずはリセットする。
②12頁で見つけた限界点の塩水に50㎖の水を加え、かき混ぜて味をみる。
　限界点にさらに水を加えているので味は解らないが、その解らない味を体に覚えさせるのが狙い。
　味をみるのは1日1回だけ。

　①リセット、②限界点＋50㎖の水で味をみる。
　この水量の味を何日もみる。
　繰り返すうちに、前日記憶した味と今日の味が一致し、いつでもこの味を思い出せるようになれば覚えたということだと考える。

＊　＊　＊

　次に選んだのは甘味。
　塩の場合と同じ方法。
　この間は塩味の調整はしない。

＊　＊　＊

この方法を実行した理由

　人の味覚は成長する過程で付いていくものだろう。日々の生活の中で料理や材料を徐々に記憶していく。例えば、目隠しをして魚を食べても、味と香りでその魚の名前を判別できるのは、過去の記憶があるから。知らない味も、繰り返しのなかで覚えていくものと考えた。
　同じ家で育った兄弟姉妹の中で、私の味覚が最も悪かったのはなぜだろう？（疑問）

味覚の変化

　私はこの調整をきっかけに、日常生活の中で最初に塩味に対する感度が良くなった。
「味覚は良い方向へスタートすると少しずつ良くなっていく」（多面性）のスタート地点だと考える。

　次に味噌汁の出汁が初めて解った。
その後、緑茶の味の違い、市販の水の味の違い、弁当のご飯の味、米の良し悪し、などが解るようになった。
　さらに素材の甘味、食品の味のバランス、食べ合わせ、味の奥深さを感じるようになった。

【練習】複数の味と比較

煮物編
料理の本などを利用し、魚の煮物を作る。
ここでは手順や煮込み時間など無視することになる。

出汁(だし)と水の量は同じで、
　① 各調味料を半分入れて煮込む。
　② 本の通りの調味料で煮込む。
　③ 各調味料を2倍入れて煮込む。
それぞれの段階で、リセット後、味をみる。

- 煮込み時間が長くなるほど濃くなるが、濃淡とその中間を知る。
- 具材と煮汁のバランスをみる。

　また、1つの調味料を少なくし、何が足りないかを味で探してみるのも良い。

布だけを使う。
ない。
、突然昆布出汁のない味噌汁に変

汁がきいていないと解れば練習成功

が解りにくくなるので、出汁を取っ比べ、味や香りを確認しても良い。

試すのも良い。
較できるので、練習の範囲は広いと思う。

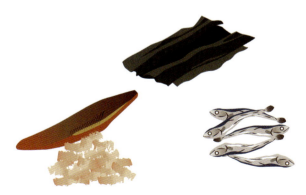

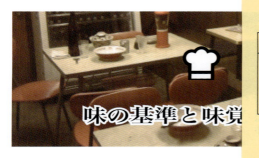

味の基準と味覚

　だれが作って、だれが評価するのか。
料理人が作って、客が評価すると言う立場から、客の
層、料理人の層を分け、双方の見方を
私はこう考えた。

表２

客	味覚レベル	
味噌汁の出汁４種類が解る	7	⑦
味噌汁の出汁３種類が解る	6	⑥
味噌汁の出汁２種類が解る	5	⑤
味噌汁の出汁１種類が解る	4	④
味噌汁の出汁は解らない	3	③

　８以上と２以下はここでは考えない。
５の客とは、塩、砂糖共に表１（13頁）の味覚レベル
５の人と考える。

　５の客は⑥の味をおいしいと思うが、⑦の味は評価できない。⑤の味は普通と感じる。

　４の客は⑤の味をおいしいと思うが、⑥以上を食べても評価できない。④の味は普通と感じる。

このような店がある。
昔で言う大衆食堂。作り置きのおかずを選んで食べるスタイルで、注文後に作る料理もいくつかある。
　この店はチェーン店で、料理人は４人いて、代表の１人が４店舗を周期的にローテーションする。代表の料理人のレベルは、３人が⑤、１人が④である。
　⑤の料理人が厨房に入っているときは客が多いが、④の料理人になると客はかなり少ない。⑤と④は、境目の味のようだ。

　このことから、客はレベル⑤以上を求め、料理人は⑥の料理を出せば理想的だろう。
　これが味の基準とバランスだと考える。

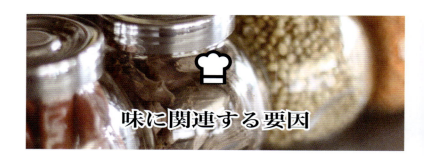

味に関連する要因

味とは、
甘味　酸味　辛み　塩辛い　苦味　旨み　風味　香り。

バランス：１皿の中の主役と脇役。何種類かの食べ合わせや、飲み物との相性。
新　鮮　さ：食材が古いのはダメ。
熟　成　度：浅い、深いの範囲内かどうか。
干　　　物：天日、機械による乾燥。
下　準　備：調味料によるもの。骨抜き、骨切り、下ゆで、湯引き、あく抜き、乾物の戻しなど。
調理手順：調味料では、さ（砂糖）、し（塩）、す（酢）、せ（醤油）、そ（味噌）の順。味の入り易さを考えた手順。
調理器具：鉄鍋、土鍋、石鍋、アルミ、銅など。鍋の材質の使い分け。
火、熱の種類：ガス、炭、電気器具、固形燃料。
火　加　減：必要に応じて変えているか。
鉄鍋などの焼き加減：鉄板や鉄鍋の焼きが足りないと、風味が出ない物もある。
火の通し加減：肉汁が飛んでしまうとダメ。食材に適しているか？
油の温度、量：適温であるかどうか。適量かどうか。

かくし味：入れることにより、主役を引き立てたり、全体を引き締めたりする効果がある。
盛り付け：器や盛り付けの見栄え。
熱々感：熱々で食べる方がおいしい物も多い。
冷涼感：冷たい食べ物が涼しさを感じさせているか。
空気の含み加減：ご飯、酢飯など。
食べ易さ：余りに食べにくい物はおいしさを損なう。
舌触り食感：おいしさに影響することも多い。
作り置き：出汁の香りなど、時間が経つと薄れていく。
雑　　味：不要な味、カルキ臭など。水が良くないなど。
マナー、雰囲気：ナイフ・フォークなどの食器の位置。置かれた料理の向き、食べる場所、珍しい建物、店内の造り、接客態度、衛生面、落ち着いて食べられる雰囲気、気分を害する出来事、会話。
体　　調：食べる人の健康状態、空腹具合、感情、アルコールのまわり加減など。

　味に関連する要因は、他にもいろいろあると思う。

衛生面

　近頃では、特に食品関係の仕事で手洗いのレシピが実行されている。

　洗剤をつけて指、指の間、爪の間、手の表裏、手首までを30秒かけて洗う。水で流した後乾燥させ、消毒液で消毒する。しかし、ここまでしても約20分後には手の表面に菌が発生する。このため、使い捨ての手袋を常時使用していることも多い。

　また毎月検便、毎日体温チェック、そして、もし風邪をひいたらどう対処するかなど、取り組んでいる。

　保健所の衛生課の話では、自然界の物でもウイルスや細菌を持っている場合がよくあると言う。スーパーなどに生食用があるが、これは業者が除菌しているそうだ。近頃よく聞くノロウイルスは、材料の中心温度が85℃で1分加熱、これで死滅する。温度計やタイマーを使い、しっかり実行している業者も多い。

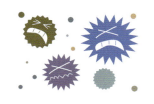

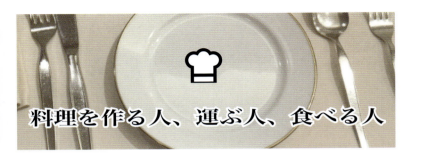

料理を作る人、運ぶ人、食べる人

　料理は、香りや見た目からおいしそうと始まる事が多い。

　出来上がった料理を置くとき、向きにこだわらないものもあるが、料理人は、器も含め、見た目、食べやすさを考えて盛り付け、お膳やテーブルのどの位置に何を置くかも決めている。運ぶ人が、その盛り付けられた器をどこに、どの向きで置くかを解っていないと、食べる人に不快感を与えることもある。

　良い店は味もさることながら衛生面、見た目、雰囲気など、あらゆることに気を配っているものだ。

　食べた人の笑顔は、作った人も運んだ人も笑顔にしてしまうものだ。

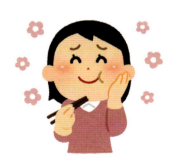

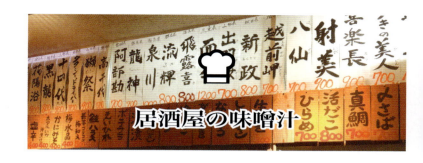

居酒屋の味噌汁

　3年間で、20回くらい行った居酒屋がある。そこにはこんな経験があった。

　初めてのとき5品中4品おいしいと判断、2回目5品中3品おいしいと判断した。3回目だった、この日注文したメニューの中に味噌汁があった。

　この味噌汁は私の好みの上を感じさせた。まずは鰹出汁の香り、口をつける手前で鰹節と味噌の風味、ひと口飲んで味噌味の脇にまわる鰹出汁。それらを従えるような具材とのバランス。薬味のねぎは照明の働きをしているように感じた。まぎれもなく、「あの店のあれが食べたい」という逸品に出会った。

　だが4回目、味噌汁が薄かった。鰹出汁の風味は弱く、味噌の風味も少ない。具材の1つにじゅんさいが使われていたので、このじゅんさいと合わせるために薄めにしたのだろうかと思ったが、それだけではない。味噌汁全体がおいしさに欠けていた。そしてついポロリ、「うまない」　一緒に行った連れが「前はおいしい言うてなかった？」私はこう答えた。「風味が全然違う」どうやらこれが店の人に聞こえていたらしい。

　次に行ったときは、鰹出汁の風味は良いが味噌の風味が弱い味噌汁だった。「うまない」しばらく足は遠のいた。

それでもあの味噌汁をもう一度と期待し、何回か通ってやっとあの味噌汁に再会できた。
　この居酒屋の料理人は２名、カウンターと厨房の間にあるのれんの隙間からちらりと見える。この日、私は店員に尋ねた。
「この味噌汁は誰が作った？」
「うちの板前です」

　ある日、鰹出汁の風味は板前のものと同じだが味噌の風味が少ない味噌汁を味わった。これは板前でない人の味噌汁、またポロリ「風味が足りない」
　その後、やはり鰹出汁の風味は板前のものと同じで、三つ葉を浮かせた味噌汁の日もあった。味噌の風味より三つ葉の香りが出しゃばるので「うまない」。
　どうやら板前でない人は、味噌の量が少ないことに気付いていない。それを裏付けるようなこともあった。
　やはりバランスの良くない味噌汁で「うまない」とつぶやいたとき、連れに「何か足りん？」と聞かれた。「味噌の量が少ない」と私が答えたことを誰かが店員に伝えた。これを聞きださせたのは板前より上の立場の人。連れを通しての聞き出し方……
　そういえばマグロのすしを注文してトロだったこともある。人の役に立ったなら、それはうれしい。
　私の味覚は店の人に認められたようだ。

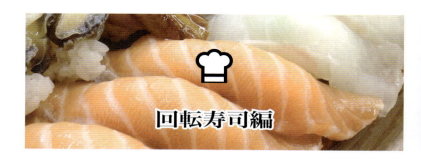

回転寿司編

　A市にはA、B、C、3軒の回転寿司店がある。
時々話題になるのは、どこが一番おいしいか？
口を揃えたように、「A」と言う。
A、B、Cともネタのばらつきは、仕入れの関係上仕方ないとして、私の感想は次のとおり。

　A、B
　酢飯の濃さにバラつきがある。他に違いは感じられない。このような状況であれば、食べに行ったタイミングにより味が違うので、比較はできない。

　B
　何年か後、酢飯を濃くしてネタは以前より大きくした。が、約1年で閉店した。

　C
　3軒の中では酢飯の味が最も薄いが、バラつきは感じられない。

酢飯が濃いとネタの味より出しゃばるからおいしくない。そのバランスに加えて魚のくさみを消すことがポイントだと思う。

　最近では一般に手に入りにくい食材や、ネタと相性の良い食材とのいろいろな組み合わせや、麺類、ケーキ類まで豊富にあるので食べる楽しみは多い。
　気付いた時にはお腹いっぱい。

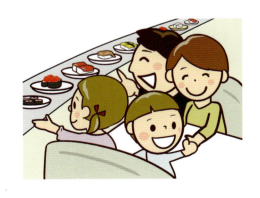

病院食編　おかず抜きの罰かも

　骨折のため2ヵ月半ほど入院したときの話である。この病院の料理を作る業者は栄養士が献立を作り、料理人が最後に味の微調整をしているそうだ。

　食事制限のない患者の場合、朝はご飯、味噌汁、小皿のおかず。または、パン、小皿のおかず、ヨーグルトなどの日もある。昼、夕は、メインのおかずが2種類あって選べるようになっている。麺の日はおかずがない。

　同室は4人、1人はカロリー制限で味が薄いと嘆いていた。他の3人は普通に食べられるし、煮物はおいしいと感じていた。

　私が入院してから2週間過ぎた頃から味が薄くなった。

　さらに2週間くらいから、味の薄さに対してストレスを感じるようになった。

　例えば白菜のおひたし。汁には醤油の薄い色があるが、白菜の味も調味料の味もほとんど解らない。私の味覚がおかしくなったのか不安になり、他の患者に聞いてみるとやはり薄いと言った。カレーパウダーを使った野菜もカレーの香りが弱いため、見た目で解っても、食べるとカレー風味はほとんどない。水を多くするとこのようになるのだろうか？　これほど薄味の食べ物は、味を想像しながら食べるより他にないだろう。それでもスト

レスは増す。仕方なく、ストレスを減らすため、毎夜お菓子を食べた。背に腹はかえられなかった。

　ある日私は、ふと思った。
この病院の食事担当者はどんな味覚なのか？
もしこの人たちがおいしいと思う料理を作ったなら何が出てくるだろう？
　もしかしておいしいと判断して出しているのだろうか？　味覚レベルは高いだろう。

　しかし、おいしいかどうかは食べる側が決めるもの。この病院では300食ほど作っており、看護師たちが配膳するので患者に感想は聞けるが、食べる側の味覚はそれぞれなので難しいと思う。
　ストレスにならないような工夫が必要かもしれない。

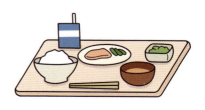

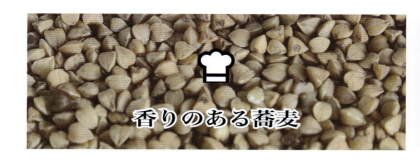

香りのある蕎麦

　味覚が悪かった頃の私でも、誘われて蕎麦を食べに行くことがあった。蕎麦で有名なI町には20軒ほど蕎麦屋がある。蕎麦好きなら、その中でどこがおいしいかを知っている。

　どこかの店は代替わりして味が落ちたとか、蕎麦つゆ、蕎麦湯の味まで覚えている。

　当時の私は蕎麦を食べながらこう思っていた。
- 寒い時期に冷たいし、こんな味がない麺をなんで食べるのか？
- わさびと合うなんておかしいわ。笑えばいいのか？
- 蕎麦つゆでそうめん食べても同じじゃ！　おまけに蕎麦湯？　お茶の代わりにもならんわ。

　でもみんながうまいと言うからやっぱりうまいのだろうな……

　ある日、二八蕎麦の意味は蕎麦粉八割とつなぎの粉二割だと知ってこう考えた。もし十割の蕎麦があるなら少しは味が解るかもしれない。

　1年くらい過ぎて地元に十割の蕎麦を食べられる店ができた。十割で温かい蕎麦を注文すると「お客さん、十割はきついかもしれませんよ。それと麺が切れてしまう

から短かめになりますがよろしいか？」
　構わず注文した。
1杯の半分くらい食べて、確かにきつい感じがあった。味がどうかではなく、ただきつい感じ。
その店では、よく見る紫色の麺に黒っぽい点々のあるもの。香りは感じなかった。
　蕎麦は12月の後半に収穫するため、1、2月頃がおいしいと言われている。どちらかと言えば温かい蕎麦より、ざる蕎麦の方が味は解りやすい。いろいろな蕎麦屋を食べ歩いて、わさびのツウンときた後と、麺のスウンとくる感じが合うのだろうと思っている（つなぎの粉によってスウンと感じない物もある）。麺つゆはそれぞれの店でさまざま。蕎麦湯も濃いものなど特徴的。香りのある蕎麦はさらにおいしいだろう。
　今では蕎麦の産地や品種は増え、粉の挽き方、麺の打ち方などさらに奥が深くなっているようだ。
　やたらに堅い蕎麦に出会った。
これは麺の腰ではなく打ち方やゆで時間の違いで堅くなるそうだ。この麺を熱い蕎麦で食べると、箸でつまみ上げるときは切れないが、口の中で噛んだときぽろぽろ感がある。腰のある蕎麦ならこうはならない。

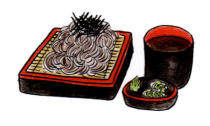

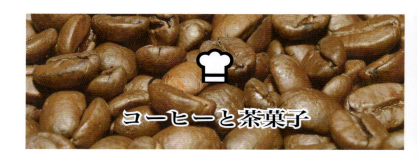

コーヒーと茶菓子

　1日1杯コーヒーを飲む。
始まりはインスタントだったが、豆を挽いた粉をフィルターでこして淹れるやり方に変えて飲んでいる。

　最初は粉探し。スーパーで何種類も購入し、値段的にも妥協できる粉を見つけた。

　淹れ方、湯の温度はいつでも変えられるが、水にはこだわった。水道水と市販の水では舌触りが違うことに気付いた。水道水を沸かした湯で淹れた場合はざらざらした舌触り。市販の水ならサラサラ感がある。その後は電気ポットに備長炭を入れている（炭はメーカーによりにおいが着いてしまう物がある）。これは舌の上を滑るような感じ。

　香り、苦み、酸味、コク、風味、それらを引き立てるコーヒーフレッシュも見つけた。

　さらに湯の温度で味が変わることにも気付いた。今は95℃の湯で楽しんでいる。

コーヒーを楽しんでいるのならおやつも楽しみたい、と思い立ち、マドレーヌ作りに挑戦した。多くのレシピの中から何種類か試し、そこから私のアレンジへ進む予定だったが……
　　・ふっくらとならない
　　・焼き色が付かない
　　・冷めると堅い
　　・冷めるとき縮む
　　・中央部が膨らんでない
　このような失敗を繰り返しながら、
　　・メレンゲの仕上がり加減
　　・卵選び
　　・材料を正確に量る
　　・混ぜあわせる順番
　　・型選び
　　・焼き時間と温度
など、いろいろなアドバイスを集めながらチャレンジし、成功すると楽しくてやめられなくなった。
ここから私のアレンジは始まる。
　味覚は試したくなる。
　活かしたくもなる。

一汁一菜

　ご飯、汁物、漬物1品のような質素な食事。これを一汁一菜と言う。

　ごちそうを頂いた後に少し食べると、肥えた口を元に戻すことができるという一部の地域の昔のやり方。今で言えばデザートになるのだろうか？

　私はこの一汁一菜を自分で作って食べる。
特に漬物は浅漬けに挑戦した。市販の浅漬けの素で何種類かの野菜を試したが、どれも野菜の持つ青臭さや苦味などが残った。
　そこで昔からのやり方で野菜を塩もみし、水洗いしてから切って漬物の素に漬けるとかなり良くなった。野菜に合わせて塩もみの時間を変えるのがコツのようだ。

　しかし、なすは変色との戦いであった。
この変色対策はミョウバンを使うのが一般的だが、多く使うと味に影響が出る。ミョウバンを少なめにし、液体に漬けた状態なら何日かは変色しないことが解った。

きゅうりは苦味との対決になった。
誰かのアイデアを活かし、ピーラーで縦に三筋ほど皮を剥くとかなり苦味はやわらぐ。しかし、品種により臭みのあるきゅうりもある。とげとげした品種のきゅうりを選び、ひと手間ふた手間かけてきゅうりの甘味を残し、おいしい漬物に仕上がった。
一汁一菜でも、作った私には贅沢に思えた。

　他に麹漬け、糠漬けなど試みた。材料の良いところを活かし、悪いところを押さえるのがポイント。
　今でも多くの人に喜ばれている。

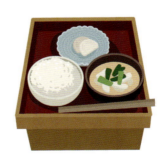

あとがき

　さまざまな分野で進歩を続ける現在、新しい技術や、今までになかったものを作り出す人の能力はすばらしいと思います。

　それとは違って、人間に備わっている五感（目、耳、鼻、舌、皮膚）に関しても詳しく解ってきていますが味覚、嗅覚の情報が少ないのは残念。

　私は茶碗蒸しとスイカというアイテムを持ってスタートし、現実と仮定から塩味と甘味の限界点を数字で表し、その限界点を変えることにより、味覚レベルの向上を実感しました。疑問は残っていますが……。

　味覚は変わるもの、多面性のあるものを伝えられたらと思います。

　健康は食事から。

　味覚のチェックをするのは健康につながると考えます。

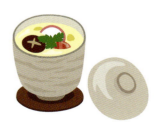

味覚の調整	2018年6月20日初版第1刷印刷 2018年6月26日初版第1刷発行 著　者　寺西桂三 発行者　百瀬精一 発行所　鳥影社（www.choeisha.com） 〒160-0023 東京都新宿区西新宿 3-5-12 トーカン新宿 7F 電話 03(5948)6470, FAX 03(5948)6471 〒392-0012 長野県諏訪市四賀 229-1（本社・編集室） 電話 0266(53)2903, FAX 0266(58)6771 印刷・製本　モリモト印刷
定価（本体 800円+税）	
乱丁・落丁はお取り替えします。	ⓒ TERANISHI Keizo 2018 printed in Japan ISBN978-4-86265-688-9　C0095